LES DENTS

RECHERCHES

D'ODONTOTECHNIE

PAR

J. Benjamin COIZEAU,

Docteur en médecine de la Faculté de Paris,
membre de la Société centrale des médecins de France, de la Société médicale
du IXe arrondissement,
de la Société des médecins du Bureau de bienfaisance,
de la Société libre des beaux-arts, métiers, belles-lettres et sciences de Paris,
médecin de l'Asile et des Écoles primaires communales,
du Bureau de bienfaisance du IXe arrondissement de Paris,
ex-médecin auxiliaire des hôpitaux militaires de Paris, etc.

PARIS

A. COCCOZ, LIBRAIRE-ÉDITEUR,
RUE DE L'ÉCOLE-DE-MÉDECINE, 30
1863

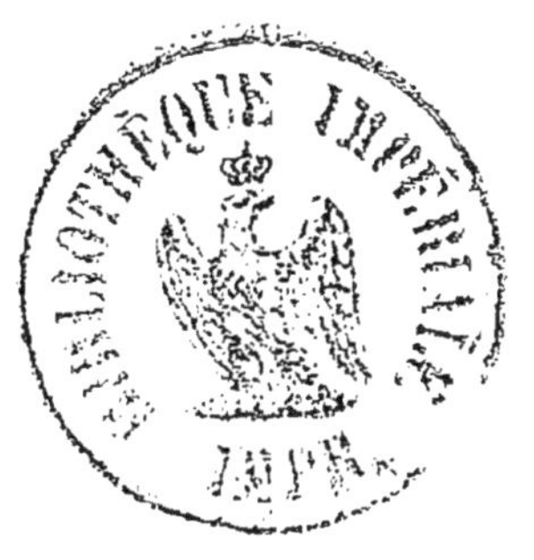

LES DENTS

—

RECHERCHES D'ODONTOTECHNIE

Paris. — Imprimerie de L. MARTINET, 2, rue Mignon.

LES DENTS

RECHERCHES

D'ODONTOTECHNIE

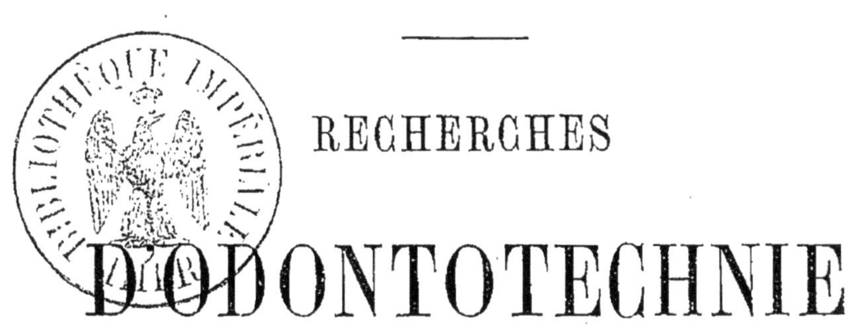

PAR

J. Benjamin COIZEAU,

Docteur en médecine de la Faculté de Paris,
membre de la Société centrale des médecins de France, de la Société médicale
du IXe arrondissement,
de la Société des médecins du Bureau de bienfaisance,
de la Société libre des beaux-arts, métiers, belles-lettres et sciences de Paris,
médecin de l'Asile et des Écoles primaires communales,
du Bureau de bienfaisance du IXe arrondissement de Paris,
ex-médecin auxiliaire des hôpitaux militaires de Paris, etc.

PARIS

A. COCCOZ, LIBRAIRE-ÉDITEUR,
RUE DE L'ÉCOLE-DE-MÉDECINE, 30.

1863

INTRODUCTION

Une anomalie dont conviennent aujourd'hui les médecins et les économistes, les savants et les moralistes, c'est que les conditions nécessaires au développement de la santé décroissent à mesure que les jouissances matérielles et intellectuelles augmentent; en d'autres termes, les habitants des grands centres de population vivent de manière à dépenser cette santé avec une rapidité et une énergie qui n'ont d'égales que l'urgence et la multiplicité des causes qui devraient la leur rendre désirable et précieuse.

La statistique a constaté depuis bien longtemps ce renversement de toute corrélation entre l'équilibre de la constitution humaine et les progrès de la civilisation, l'une s'épanouissant en

raison inverse de l'expansion de l'autre. Faut-il
en conclure, avec quelques observateurs déses-
pérés, exagérant tour à tour le matérialisme et
le spiritualisme, que l'homme est condamné à
ne grandir moralement qu'aux dépens de son
existence physique, et que toute grande transformation intellectuelle ou sociale aura pour
compensation nécessaire un amoindrissement
de la vitalité animale, se chiffrant en tables de
longévité diminuée? Nous ne le pensons pas,
en thèse absolue et inflexible, du moins. Et fus-
sions-nous convaincu de cette théorie affirmée
par de grands esprits, comme nous n'avons pas
à discuter ce problème, mais à indiquer un
acheminement vers sa solution, nous nous gar-
derons bien de l'affirmer. Il ne suffit pas, d'ailleurs, d'enregistrer les maladies quand on a la
prétention de se vouer à leur étude ; ce qui est
impérieux, ce qui est indispensable, c'est de
chercher à les combattre ; et ici nous sommes
en présence, sinon d'une des maladies, au
moins d'une des crises les plus sérieuses de ce

valétudinaire éternel qu'on appelle le public des grandes villes.

Cette crise, tous les hommes qui ont la conscience de leur devoir et pour qui ce devoir consiste à être utiles à leurs semblables ; cette crise, disons-nous, est aussi universellement, aussi élémentairement admise que comprise. Et de même que tous en saisissent le symptôme, tous en apprécient le caractère et en désignent le remède. Il est un, il est simple, il est formel et irrésistible ; il est le point de départ et le complément de toute étude médicale, la base et le couronnement de toute recherche ; il a un nom si connu de tous, que nous éprouvons comme une confusion à l'écrire : c'est l'Hygiène.

L'Hygiène, c'est-à-dire l'encyclopédie à la fois primordiale et finale de la médecine, qui n'est elle-même, dans ses ramifications sans nombre, que l'hygiène détaillée, subdivisée et cataloguée, si l'on peut s'exprimer ainsi ; l'hygiène, à qui les anciens avaient donné le nom même de la santé, qui est toute la vie, et dont les modernes ont fait la première condition de la civilisation, qui est la vie aussi. Toute la science, chose merveilleuse ! en découle et y converge, en descend et y retourne, comme l'infini qui sort de Dieu et s'y confond.

Cette comparaison nous est permise ; le grand hygiéniste, qui est-ce, en effet, si ce n'est Dieu ? Toutes les notions humaines dont l'hygiène absorbe l'ensemble et compose son essence, physique, chimie, histoire naturelle, anthropologie, pharmacologie, botanique, statistique, lettres et arts, que constituent-elles ? Une science, immense, il est vrai, et universelle ; mais les lois, les règles, les conditions à maintenir, les principes à suivre, les phénomènes à observer et à respecter, les forces à subir, les nécessités à admettre, qui a fait tout cela ? Celui évidemment de qui dérive toute science, et qui a imposé pour première condition à l'hygiène décrite ou devinée par l'homme de se conformer aveuglément et religieusement à l'hygiène voulue et établie par Dieu.

Or, Dieu n'a pas séparé la vie morale de la vie physique ; l'Hygiène, et nous demandons pardon à nos lecteurs de rappeler un fait si élémentaire, ne doit, elle non plus, s'abstraire d'aucune des faces de l'existence humaine, et s'écarter de ce parallélisme, toujours indissoluble, toujours visible, que le Créateur a imprimé à la créature. Quiconque a pris pour but de ses recherches, soit l'hygiène en tant que science complexe, soit quelqu'une de ses importantes subdivisions (c'est dans cette dernière catégorie que nous osons nous ranger), ne peut et ne doit adopter d'autre méthode que cette logique qui est la force même des choses et la prescription du bon sens.

———

Le plus général des actes accomplis par les êtres organisés, est celui qui a reçu le nom de *Nutrition*, quand on l'étudie au point de vue de

la structure interne et externe de l'être, et le
nom de *vie*, quand on l'étudie au point de vue
de l'organisme tout entier, fonctionnant, agissant, se mouvant, se reproduisant, *vivant* en
un mot, puisque sans cet acte de nutrition il n'y
a pour l'être organisé ni mouvement, ni reproduction, ni acte, ni sensibilité, ni *vie* possible.

Cet acte, dans la race humaine, a besoin,
pour s'effectuer, d'être précédé, accompagné
ou suivi de certaines fonctions ou opérations
plus ou moins importantes.

De ces fonctions, la première et la plus importante, sans contredit, c'est la *mastication*,
c'est-à-dire l'acte au moyen duquel les aliments
sont broyés de manière à être plus facilement
imbibés, déglutis et assimilés finalement à l'organisme. Il n'est pas besoin d'insister sur la
portée, l'utilité et la nature de cet acte. Selon
que la mastication est, en effet, plus ou moins
suffisante, elle devient une cause plus ou moins
efficace de bonne ou de mauvaise digestion,

c’est-à-dire, d’alimentation plus ou moins normale, c’est-à-dire, de vie plus ou moins hygiéniquement satisfaite.

La mastication a pour instruments, pour organes principaux, si l’on aime mieux, les *dents*, dont l’état plus ou moins satisfaisant produit sur la mastication l’influence exacte que celle-ci produit de son côté sur l’alimentation, c’est-à-dire sur la vie. C’est aux dents que sont consacrées les pages qu’on va lire.

L’auteur n’a pas d’autre prétention que de poser un premier jalon ; il a pu se convaincre, par des faits nombreux et des études constantes, que presque toutes nos dyspepsies, les plus graves comme les plus bénignes, avaient une cause efficiente et pour ainsi dire triviale, tant elle était apparente : le mauvais état des dents. Il s’est souvent étonné du peu de cas que beaucoup de ses confrères faisaient de la science odontotechnique, du peu de souci qu’ils prenaient d’examiner les dents des malades qui les consultaient sur la situation de leur estomac. Il a cru voir là une lacune, et il a, dans la mesure de ses forces et de sa bonne volonté, essayé de la combler. S'il a réussi à déblayer préalablement la route où de plus expérimentés et de plus habiles que lui s'engageront, il se croira récompensé au delà de ses efforts.

RECHERCHES

D'ODONTOTECHNIE

DIVISION DE NOTRE TRAVAIL.

L'odontotechnie, science des dents, art dentaire, ne consiste pas plus dans la profession mécanique, en quelque sorte accessible à tous, qu'on a vulgairement appelée le métier de dentiste, que dans l'étude toute superficielle des accidents et détériorations de l'intérieur de la bouche. Ni l'empirisme plus ou moins adroit et couronné de succès de l'arracheur, ni la routine plus ou moins vulgaire du praticien sans

2

études, ne sont de la médecine, dans le sens même le plus étroit de ce mot. La science dentaire, c'est assurément l'art de guérir les dents, inséparablement uni à l'art de les préserver de tout ce qui peut nuire à leur conservation, ou altérer leur constitution et leur usage.

Organes essentiels, actifs, à fonctions parfaitement définies et spécifiées, les dents ont des attributions particulières, soumises à certaines conditions, dont la violation ou le respect ont pour conséquences, soit la maladie, soit l'état normal de l'organe. C'est donc dans le cercle même de ses attributions qu'il faut chercher, et le principe des causes morbides qui altèrent, et l'application des correctifs qui rétablissent. Nous essayerons de le faire, sans parti pris, sans préjugés, sans sympathie préventive pour tel ou tel système plus ou moins bien accueilli jusqu'ici. La table rase de Bacon nous sera ici d'autant plus nécessaire qu'en matière d'odontotechnie on s'est donné plus de peine pour propager des erreurs que pour asseoir des vérités, et que l'ensemble des doctrines qui ont cours parmi les praticiens spéciaux ne se compose

guère que de données préconçues et accrédi-
tées sans justification théorique.

Ainsi, pour ne citer qu'un exemple (et nous
prions qu'on nous permette cette digression),
n'est-il pas à peu près général, dans le monde
semi-scientifique auquel nous faisons allusion,
d'attribuer la destruction des dents à la présence d'acides quelconques ? Assurément cette
cause est fréquente et incontestable; mais ne
voir qu'elle et tout lui attribuer, n'est-ce pas
tomber dans l'excès d'adoration de l'*idola tribûs*
dont parle l'illustre Chancelier ? N'est-ce pas
prendre pour la cause ce qui n'est souvent que
l'effet, et réciproquement ? Car les acides jouent
alternativement les deux rôles, et sont même
parfois, soit comme causes, soit comme effets,
totalement neutralisés par des agents d'une
nature toute différente de la leur. N'est-ce pas
oublier que la présence d'un acide n'implique
pas toujours une cause chimique, unique et
primitive ? Et en effet, on sait qu'un produit
morbide peut, par sa décomposition même,
donner lieu à la formation de réactions chimiques, et qu'il arrive souvent de voir ces
réactions tantôt affecter nuisiblement les or-

ganes, tantôt leur demeurer parfaitement in-
différentes, tantôt enfin, *mirabile dictu!* les
protéger et les préserver de toute altération.
L'absolu, d'ailleurs, existe si peu en fait de
causes morbides locales, que tel agent constitué
à l'état de cause apparente passe souvent à
l'état de simple effet par suite de la juxtaposition d'un autre agent qui le domine. Mais
revenons à notre sujet.

Nous avons cru devoir diviser ce travail en
trois parties bien distinctes :

Une première partie, toute d'*observation*,
contenant des considérations d'anatomie et de
physiologie sur la muqueuse buccale et sur la
structure des dents.

Une deuxième, d'*appréciation*, exposant un
système nouveau sur ce que nous croyons être
les causes générales de la destructibilité des
dents, causes que nous avons, après un con-
sciencieux examen, ramenées à trois principales : l'hérédité, la carie et l'inflammation.

Une troisième partie, enfin, de *discussion*,
développant et justifiant un principe, tout à fait
nouveau selon nous, à l'aide duquel pour-
raient être expliquées toutes les anomalies

qu'on remarque dans la forme et la structure des dents.

C'est en très grande partie sur les enfants de l'asile et des écoles primaires du ixe arrondissement de Paris, que nous avons recueilli les faits qui ont servi de base à nos recherches; nous serions heureux d'espérer qu'elles pourront être de quelque utilité.

PREMIÈRE PARTIE.

ANATOMIE. — PHYSIOLOGIE.

LA MUQUEUSE BUCCALE.

La bouche, principe, commencement, et en
quelque sorte frontispice introductif des voies
digestives de l'être, a pour triple fonction de
déguster, de mastiquer et d'insaliver les aliments dont elle est à la fois la préparatrice
hygiénique et l'introductrice indispensable.
Organe complexe et susceptible de toute sorte
de modifications de volume, de conformation
ou d'élasticité; espèce de réservoir à la fois
chimique et physique, où les substances qu'on
y dépose viennent subir des transformations
aussi profondes que variées, la bouche, à ne la

considérer que sous le point de vue alimentaire (car nous n'avons à nous occuper ici ni de ses fonctions respiratoires, ni de ses usages phonétiques), la bouche, disons-nous, est un des plus curieux appareils de l'organisation humaine.

Les anatomistes l'ont, comme on sait, divisée en régions dont le nom indique la disposition et l'emploi : la région *parotidienne*, la région *ptérygo-maxillaire*, la région *massétérienne*, la région *génienne*, et enfin les régions *zygomatique*, *mentonnière* et *labiale*.

La région parotidienne est la région occupée par la glande parotide.

Cette région mérite, à tous égards, une attention spéciale de la part des médecins, par les maladies qu'elle présente et surtout par son influence physiologique sur le tissu dentaire.

Inutile de dire que cette influence physiologique a lieu par l'intermédiaire de la salive, humeur inodore, insipide, transparente, un peu visqueuse. Bienfaisante à l'état normal tant pour le tube digestif que pour l'appareil dentaire, la salive, si elle vient à se vicier, entraîne avec elle des substances dont la seule présence dans la cavité buccale ne constitue rien moins qu'une cause destructive très puissante.

Ces considérations pratiques sur la salive nous conduisent tout naturellement à mentionner :

1° La région massétérienne, où se trouve la glande accessoire de la glande parotide, dont le volume est quelquefois considérable et qui est enveloppée dans la même gaîne que le canal parotidien ou canal de Sténon, qui lui-même vient s'ouvrir dans la bouche au niveau de la seconde molaire supérieure.

2° La région sous-maxillaire, contenant la glande sous-maxillaire.

3° Enfin, la région sublinguale, occupant la fossette de ce nom, située à la face postérieure du maxillaire inférieur.

Les glandes *parotides, accessoires de la parotide, sous-maxillaire, sublinguale*, auxquelles il faut ajouter un grand nombre de glandules bucco-labiales, constituent l'appareil salivaire.

Cet appareil général peut être subdivisé en trois appareils secondaires bien distincts : l'un pour la gustation, l'autre pour la mastication, et le troisième pour la déglutition.

Les propriétés physico-chimiques des salives sont on ne peut mieux en rapport avec ces diverses actions physiologiques. La salive parotidienne, aqueuse et non gluante, imbibe et dissout facilement les substances ; la salive fournie par la glande sublinguale et les glandules buccales, au contraire, visqueuse et gluante, est merveilleusement appropriée pour envelopper le bol alimentaire, qu'elle rend plus cohérent et dont elle facilite le glissement. La salive sous-maxillaire, à cause de ses caractères mixtes, peut à la fois dissoudre, étendre ou affaiblir les substances sapides, en même temps qu'elle peut lubrifier les surfaces et diminuer l'énergie du contact.

Ces liquides salivaires, malgré leur rôle si distinct en tant que sécrétions normales, viennent-ils à être saturés de principes morbifiques, confondent leur action dans le champ de la pathologie pour porter dans toute la cavité buccale le désordre et la désolation.

L'ensemble de toutes les régions qui viennent de nous occuper, compose cette paroi si digne d'intérêt de la *cavité buccale*.

Cette cavité, de forme ovoïde, est divisée

aussi en deux compartiments par la saillie des
arcades alvéolaires, et chacun de ces compartiments comprend à son tour des parois et des
ouvertures.

Le compartiment antérieur a reçu le nom
de *vestibule* de la bouche ; le compartiment
postérieur est la *cavité buccale* proprement
dite.

L'harmonie dans cette portion essentielle de
l'économie anatomique n'est pas moins remar-
quable que dans toutes les autres. Tout y a un
but, tout y concorde à la même et délicate opé-
ration, tout s'y coordonne et s'y juxtapose avec
une solidarité parfaite : os, périoste, muqueuse, muscles divers, tissu cellulaire, inser-
tions aponévrotiques, articulations, glandes
innombrables, veines, artères, vaisseaux et ganglions lymphatiques, tous constituant un ensemble homogène et tous se subordonnant à la
structure et à la conformation des dents. Car
les dents sont la première partie constitutive de
la bouche, son complément, sa raison d'être.
Que serait-ce, en effet, qu'une bouche privée
de dents ou garnie de dents viciées, sinon un
organe défectueux et malsain, dont les im-

perfections atteindraient, pour les détériorer proportionnellement, les diverses parties de l'organisme que la nature a mises en rapport avec lui ?

Ces diverses parties, dont l'importance physiologique n'a échappé à personne, relèvent toutes de la muqueuse buccale, dont il nous suffira d'indiquer sommairement les caractères généraux. Quoique partout continue, elle offre, dans les différentes régions qu'elle tapisse, de nombreuses modifications et de forme et de structure. A l'ouverture extérieure, elle recouvre le rebord libre des lèvres pour se continuer avec la peau et former un liséré qui ne contribue pas peu à l'élégance de la bouche. Elle revêt la face interne des lèvres et des joues et forme un frein derrière chaque lèvre ; elle envoie dans le conduit parotidien un prolongement très mince ; c'est elle enfin qui tapisse le palais, le voile du palais, l'épiglotte, pour gagner les fosses nasales et se confondre avec la membrane muqueuse nasale.

Des lèvres et des joues, la muqueuse buccale se réfléchit en haut et en bas sur les arcades alvéolaires, et se confond avec le périoste pour

donner naissance à une membrane fibro-mu-
queuse très épaisse, qui constitue, à son tour, ce
que nous appelons la *gencive*.

Le tissu de cette membrane, nommé tissu
gingival, venant à perdre immédiatement de
son épaisseur, garnit toute la superficie des
alvéoles et forme l'enveloppe de la pulpe dentaire, pour se replier tout autour de la racine
des dents et venir se perdre dans le liséré gingival situé au niveau de leur collet.

Quand on réfléchit à cette organisation de la
membrane alvéolo-dentaire, organisation rendue presque évidente par la possibilité d'ex-
traire la pulpe dentaire de sa cavité naturelle,
tout en respectant la portion de cette membrane qui l'enveloppe à la manière d'un capu-
chon; et quand on réfléchit surtout aux
divers mouvements auxquels les dents sont
sujettes, et à l'idée des anatomistes qui classent
l'implantation des dents dans le chapitre des
articulations, on est tenté, sinon de considérer la membrane alvéolo-dentaire comme une
séreuse, mais du moins de songer à une disposition de tissu analogue au tissu séreux.

De la partie postérieure des joues la muqueuse buccale se dirige, ainsi que nous l'avons indiqué plus haut, vers les faces internes des mâchoires, pour de là se porter sur les parois de l'isthme du gosier.

II

LES DENTS, LEUR STRUCTURE

ET LEUR COMPOSITION,

Chaque dent se compose de trois parties : la *couronne*, la *racine* et le *collet*.

La racine, le collet et une partie de la couronne sont traversés par une cavité qui prend naissance à l'extrémité de chaque racine.

Cette cavité contient une substance molle, riche en nerfs et en vaisseaux sanguins, qu'on appelle le *germe*.

La couronne se compose de deux substances principales : l'une, externe, revêt l'autre en manière d'écorce solide et brillante, et prend

3.

le nom d'*émail* ; l'autre, interne, est ce qu'on appelle l'*ivoire* ou dentine.

Le collet est complétement privé d'émail, circonstance qu'il ne faut pas perdre de vue pour comprendre le rapport intime qui existe entre les gencives et le tissu particulier des dents.

La racine est, en grande partie, composée de dentine, ou ivoire, qui s'identifie sans solution de continuité avec l'ivoire de la couronne.

Sur la racine, l'émail est remplacé par une substance particulière appelée *cément*. Ce cément forme une couche plus épaisse vers le sommet de la racine et dans l'enfoncement creusé plus ou moins profondément entre deux racines. Il est d'autant moins épais que la dent est plus jeune, et nous retrouvons dans ces détails, en apparence futiles, toute la haute prévoyance que la main du Créateur a imprimée à ses œuvres, où rien de ce qui est petit ne le cède en perfection et en utilité à rien de ce qui est grand.

L'ivoire, ou dentine, se compose de divers éléments dont l'ensemble est une substance fondamentale, creusée de tubes parallèles, qui s'étendent depuis la face interne de la cavité dentaire, où ils s'ouvrent par une multitude de petits trous, jusqu'à la superficie de ce même ivoire. Ces tubes se ramifient en d'autant plus de branches qu'ils se rapprochent de la surface externe de la dent; ils sont onduleux et d'une capacité appréciable. On a remarqué que ces ramifications s'anastomosaient souvent, ou s'ouvraient dans des cavités triangulaires, polyédriques, ou de formes diverses, qui n'existaient que près de la surface de l'ivoire. Dans ces tubes circule une sérosité.

L'émail, plus pauvre que le tissu dentaire en substances animales, est composé de prismes solides à quatre ou six pans, véritables fibres prismatiques, s'appuyant par un de leurs bouts sur le tissu dentaire, tandis que l'autre reste libre à la surface de la dent. Ces fibres, verticalement disposées sur la surface triturante, présentent de plus en plus la position horizontale, à mesure qu'elles se rapprochent du collet de la dent.

Quant à la pulpe dentaire, qui, à l'extrémité de la racine, semble faire corps avec le périoste de l'alvéole, elle n'est qu'enfermée dans la cavité dentaire, d'où l'on peut la retirer sans qu'elle se déchire, exactement comme l'on fait d'un placenta.

Jusqu'à présent, nous l'avouons, il a été impossible de déterminer la continuation des vaisseaux sanguins et des filets nerveux de la pulpe dans le tissu propre de la dent. Mais qui oserait affirmer, sans crainte de se tromper, que ces vaisseaux et que ces nerfs n'ont aucune influence sur la substance de la dent? Pour notre compte, nous n'hésitons pas à croire, jusqu'à démonstration palpable du contraire, que si la dent a été munie d'une cavité propre à contenir et à protéger une substance aussi vivace et aussi délicate que la pulpe, c'est qu'il devait nécessairement exister entre la sensibilité de cette substance et l'ensemble général des systèmes sanguin et nerveux des relations physiologiques intimes et incontestables, quoique non encore définies scientifiquement.

Pourquoi non, d'ailleurs? Dans un être vivant tout vit, de même que tout meurt dans un être frappé de mort (nous parlons, bien entendu, du corps en tant que matière). Si toute partie joue un rôle dans le fonctionnement général; si chaque organe, quelque réduit pour lui que soit ce rôle, accomplit sa quote part de vitalité, de fatigue, de développement, de jouissance ou de souffrance, il faut bien admettre qu'il est, lui aussi, affecté de ce qui affecte la machine générale dont il n'est qu'un ressort; en d'autres termes, qu'il a sa vie, dépendante et relative, à coup sûr, mais à coup sûr réelle et saisissable.

Qu'on nous permette une simple supposition à ce propos. S'il est vrai, comme on l'affirme, que la dent, quoique complétement privée de vie, peut exister et fonctionner, pourquoi donc n'est-il pas possible, après l'avoir extraite, de faire remplir sa fonction par une dent artificielle mise à sa place? Cette impossibilité seule n'est-elle pas la condamnation de ce qu'il y a d'absolu dans certaines théories auxquelles nous faisons allusion ?

Prenons bien garde. On a, de nos jours, malheureusement abusé de l'analyse. L'analyse a du bon: elle a, comme on dit vulgairement, mis la main sur une foule de faits curieux et pris la nature en flagrant délit; mais par cela même qu'elle ne franchissait pas l'horizon du fait individuel, il fallait aller au delà, et ne pas s'arrêter à ce que nous apportait cette sonde jetée dans l'abîme de l'inconnu. La sonde n'est qu'un instrument, et il en faut plus d'un pour naviguer. L'analyse n'est qu'une formule, et il en faut plus d'une pour faire une méthode. Sans la synthèse qui condense, éclaire et édifie, toute analyse est incomplète, suspecte, inutile même, puisqu'elle ne conduit à rien ; de même que sans l'analyse qui observe, dégage et constate, toute synthèse est hasardeuse, précaire, impossible même, puisqu'elle manque de point de départ. Ni l'une ni l'autre ne sont toute la science ; mais il n'est pas de science sans la réunion de toutes deux.

Analysons, par exemple, à l'aide de l'anatomie la plus minutieuse, toutes les parties constituantes d'une dent, et après les avoir coupées, broyées, taillées, chimifiées, arrêtons-nous à ce que cette succession d'observations nous révèle. Si ces révélations ne doivent pas servir de base à une déduction élevée, à une série de généralisations ou de principes que la synthèse en fera jaillir avec sa puissance d'agrandissement et d'assimilation, à quoi nous aura servi la patience de nos recherches, sinon à faire fausse route et à encombrer d'une pierre d'achoppement de plus le champ de la pathogénie dentaire ?

Il n'est pas de médecin qui, dans l'étude des affections d'un organe, ne s'attache à tenir compte, s'il veut découvrir le siége et la nature de la maladie, d'abord des relations qu'ont entre elles les différentes parties de cet organe; puis, des rapports physiologiques de ce même organe avec l'appareil général, dont il n'est qu'une partie intégrante; et enfin des rapports qu'ont entre elles toutes les parties de ce corps frappé dans l'une d'elles. Voilà la synthèse, sans laquelle il n'est pas de médecine consciencieuse, comme il n'est pas de synthèse possible sans analyse attentive.

Les dents sont des organes complexes, à parties sensibles et à parties insensibles, distinction incontestable, et dont l'organisation humaine nous offre d'ailleurs de nombreux exemples, tels que ceux de la peau par rapport à l'épiderme, des bulbes pileux par rapport aux poils, de la matrice des ongles par rapport aux ongles, du tissu musculaire par rapport au tissu tendineux, des enveloppes de l'œil par rapport à ses milieux, du corps de l'utérus par rapport à son col, de la dure-mère par rapport au cerveau, de la pulpe cérébrale elle-même par rapport aux dernières divisions des nerfs sur la superficie de la peau. Il va sans dire que dans les rapports que nous mentionnons, le terme moyen et commun à chacun d'eux n'est autre chose que la sensibilité elle-même.

La vie dans les êtres organisés nous apparaît sous un jour tellement complexe, synthétique et général, que non-seulement nous nous gardons bien de la nier dans une de leurs parties constituantes, quelle qu'elle soit, mais que cette négation même ne nous serait pas imposée par l'absence de vaisseaux ou de nerfs dans cette partie. Le tissu nerveux lui-même, cet organe par excellence de la sensibilité, séparez-le de l'organisme, et prouvez, si vous le pouvez, qu'il jouit d'une vie qui lui est propre et dont la réalité se manifeste par la présence de nous ne savons plus quels vaisseaux ou quels nerfs !

Nier oblige plus qu'affirmer, en matière médicale surtout, où les affirmations ne sont guère que des hommages rendus à des vérités qui chaque jour s'universalisent davantage.

Nier la vie dans un organe, même apparemment doué d'insensibilité, c'est vouloir se dispenser de démontrer ce qu'on avance. Ceci est surtout applicable à l'objet de nos recherches. Ainsi, on trouve dans la partie dure des dents des *carbonates* et des *phosphates :* doit-on en conclure que les dents ne sont que de la *craie* ou de la *chaux?* Ce serait médire de la chimie; ce serait douter de la majesté de la science, de cette chimie qu'on a appelée organique, et qui tend à s'appeler *vitale*, tant le regard qu'elle plonge dans la création commence à pénétrer profondément dans les êtres. Qui peut dire ce qu'elle promet de découvertes pour l'avenir?

Pour nous, convaincu qu'il existe une corrélation étroite entre la partie dure et la partie sensible des dents, d'une part, et, d'autre part, entre les dents, les gencives et leurs annexes, nous croyons que l'étude de ces relations diverses est la base nécessairement indiquée à toute investigation sérieuse ayant pour but le traitement des affections dentaires et les principes d'hygiène applicables au bel et bon entretien de la bouche.

III

UN MOT

sur la

TEMPÉRATURE DE LA CAVITÉ BUCCALE.

La bouche est une des régions du corps où les observateurs vont le plus souvent et le plus volontiers déterminer le degré de la température générale et plus ou moins constante de l'homme.

La muqueuse de la bouche présente une très grande étendue de surface, toujours humide et très souvent en rapport avec un courant d'air, cause puissante d'évaporation, et, par suite, de refroidissement. Cette évaporation s'effectue alors même que les lèvres ferment l'ouverture antérieure de la bouche.

Il y a toujours dans la bouche, entre la langue et le palais, une certaine quantité d'air qui, dans le moment de l'inspiration, se trouve attirée et inhalée tout en se mélangeant à l'air qui vient du dehors. A chaque inhalation, par conséquent, le vide tend à se faire dans cet espace compris entre le palais et la langue, et cette circonstance a la même puissance qu'un courant d'air pour faciliter l'évaporation et entretenir la fraîcheur dans la bouche.

A supposer même que notre observation manquât d'exactitude, il est impossible de ne pas admettre, à cause du peu d'épaisseur de la voûte du palais, que le courant d'air inhalé, en traversant les fosses nasales, ne rafraîchisse pas la muqueuse du palais, le voile du palais, la muqueuse de la langue et les sinus du maxillaire supérieur.

On peut vérifier le fait en exécutant soi-même plusieurs fortes inspirations de suite, et l'on ressentira très nettement une fraîcheur à la racine de toutes les dents du maxillaire supérieur. Les personnes affectées de fluxion ou d'odontalgie subissent, sans le vouloir, la triste influence de ce courant d'air ; aussi ont-elles la précaution d'appliquer contre l'ouverture extérieure de leurs fosses nasales un foulard ou tout autre corps capable d'intercepter le passage brusque de l'air froid, qui ne manque jamais d'exciter des douleurs au delà de toute expression.

C'est pour cela que les physiologistes, voulant déterminer le degré de chaleur constante, ont été le chercher sous la langue, le plus près possible de la racine.

Sous la langue, en effet, toute évaporation devient impossible, et, de plus, on trouve là un grand nombre d'organes réunis : muscles, glandes, ganglions, vaisseaux lymphatiques, vaisseaux sanguins, nerfs nombreux. La moyenne de quarante-cinq observations faites par J. Davy, sous la langue et dans des conditions de température qui ont varié entre 15°,5 et 27°,8, donne 37°,30 pour la température de l'homme.

DEUXIÈME PARTIE.

CAUSES GÉNÉRALES
DE LA DESTRUCTION DES DENTS.

CAUSES GÉNÉRALES

DE LA DESTRUCTION DES DENTS.

Les trois causes générales, selon nous, de la destruction des dents, sont :

L'*hérédité*,
La *carie*,
L'*inflammation*.

Agissant tantôt séparément, tantôt conjointement, elles expliquent, nous le croyons du moins, et nous espérons le démontrer, toutes les perturbations du système dentaire ; nous les passerons toutes trois en revue.

1

HÉRÉDITÉ.

L'hérédité, dans le monde physique comme dans le monde moral, est une loi universelle. Elle domine tout, influence tout, intervient en tout ; ici type, là obligation, ailleurs principe ; mais toujours force ineffaçable; elle est à la fois le certificat d'origine pour chaque individualité et la règle à suivre, en médecine surtout, où nous apprenons que toute créature vivante a apporté avec elle ce qu'à son tour elle transmettra par voie de génération. Il n'est rien, en effet, dans l'animalité, qui ne puisse se transmettre héréditairement.

La véritable définition de l'hérédité dans les sciences naturelles peut être celle-ci : un phénomène biologique en vertu duquel, outre le type de l'espèce qui leur est propre, les ascendants d'un être organisé lui ont transmis certaines particularités d'organisation, d'aptitude, de tempérament ou de caractère. Cette définition nous permet, à cause de la nature de notre sujet, de nous occuper de l'hérédité au double point de vue normal et pathologique.

A. — Hérédité normale.

L'examen, même le plus superficiel, peut nous convaincre qu'il existe une variété infinie entre les os maxillaires de chacun de nous. Cette variété, appréciable sous tous les rapports, éclate surtout sous celui de la dimension, point de vue digne de toute notre attention, et qui, de tout temps, a été la grande préoccupation des anatomistes et des naturalistes, à qui il a servi de base pour leurs diverses classifications des races humaines et la consécration du grand principe de la *variété* dans l'*unité*.

Disons-le cependant en passant, ces classifications, utiles et même nécessaires à certaines époques, finissent comme d'elles-mêmes à perdre un peu de leur autorité absolue, et à se modifier en raison directe des modifications que la fusion des races et les rapports des hommes entre eux apportent aux conditions de leur vie générale. Plus le croisement humain devient intense, plus les hommes, à l'imitation des animaux soumis au régime de l'acclimatation bien entendue, voient s'améliorer les divers caractères physiques imprimés originairement à chaque génération.

Ces variétés, étude constante du philosophe et du savant, obéissent, quelque nombreuses ou quelque capricieuses qu'on les suppose, aux grandes lois d'harmonie universelle qui règlent aussi bien la variété que l'unité, et auxquelles la science ramène et ramènera toujours ce qui a pu un moment ressembler à des observations de la nature ou à des violations de ces mêmes lois primordiales, si bien définies aujourd'hui.

On sait que les dents poussent, se développent et se conservent d'autant mieux que les os maxillaires sont plus convenablement disposés pour l'épanouissement et la préservation de la dentition dont ils sont pourvus.

Il suit naturellement de cette vérité, que telle variété d'individus à mâchoire étroite, croisée avec telle autre à mâchoire large, doit, dans un temps donné, sinon infailliblement, au moins très fréquemment, donner un produit tenant de l'une et de l'autre variété, plus complet que la première et mieux proportionné que la seconde.

Et pour ne parler que de ce qui concerne les os maxillaires dans leur dimension, ainsi qu'il a été énoncé, on conçoit, même à priori une amélioration de plus en plus favorable au développement des dents. Mais si de la théorie nous passons à l'observation la plus attentive, nous constaterons :

Que les individus dont les mâchoires sont proportionnées au reste du crâne, offrent des dents généralement bien développées ; nous entendons par ce développement le nombre, la proportion respective et la bonne direction des dents.

Ces différentes conditions réunies constituent déjà de *bonnes dents*, sinon encore ce qu'on peut appeler de *belles dents*.

Par *nombre*, il faut entendre la quantité de dents dévolue à chaque être.

Par *proportion respective*, la forme et le volume de chaque dent.

Par *direction*, le sens plus ou moins oblique de chaque dent, non-seulement par rapport à l'os maxillaire qui lui sert de base, mais encore par rapport à l'os maxillaire opposé.

L'observation nous permet de constater encore : qu'il existe des individus porteurs de mâchoires étroites, et par suite offrant une dentition, tantôt complète quant au nombre, mais mauvaise quant à la proportion respective et à la direction ; tantôt régulière par la direction, mais incomplète quant au nombre et à la proportion respective ; et tantôt, enfin, proportionnée respectivement et incomplète quant au nombre et à la direction.

Ces différentes irrégularités normales tenant aux races et aux variétés des races, nous mènent tout naturellement à parler de l'hérédité pathologique.

B. — Hérédité pathologique.

Ici viennent se ranger toutes ces affections organiques produisant des désordres multiples dans la composition intime du système osseux en général, désordres visibles à l'œil nu, tant dans la configuration du système osseux tout entier que dans la situation particulière de chaque os isolément.

Ce que le système osseux subit de changements par suite d'influences organopathiques est énorme ; mais ces modifications en ce qui concerne surtout la forme, suivent, en général, une progression assez régulière et en rapport précisément autant avec les lois de la mécanique physique qu'avec celles qui régissent le rouage de l'organisme humain.

Examinez attentivement ces disgraciés de la nature, vous serez invinciblement frappé de la configuration générale de leur crâne, de leur face et de l'expression de ce visage sur lequel ne se reflète déjà presque plus l'intelligence humaine.

Les pieds et les mains, tantôt par leur peti-
tesse, tantôt par leur volume exagéré, subissent,
les premiers, les conséquences de la difformité
du crâne, à ce point que le pouce, doigt carac
téristique de l'organe-main, non-seulement
oublie son pouvoir d'opposition, mais encore
tend à s'immobiliser de plus en plus.

Cette transformation pathologique, commen-
çant par le crâne et les extrémités, étend son
développement morbide à la colonne vertébrale,
aux côtes, aux os du bassin, aux membres inférieurs, et enfin aux membres supérieurs. Mais
afin de ne pas trop nous écarter de notre sujet,
revenons aux os de la tête, et plus spécialement
aux os maxillaires.

Les os servant de base aux dents, et subissant
l'influence morbide générale, peuvent :

Ou se développer outre mesure dans leur
ensemble ;

Ou se développer dans leurs parties au détriment de leur ensemble ;

Ou s'hypertrophier, ou s'atrophier, soit dans
leur ensemble, soit dans une ou plusieurs de
leurs parties constituantes.

Dès ce moment, l'irrégularité semble faire loi, l'organisme étant sous le coup d'une désorganisation progressive.

Si nos observations de chaque jour n'étaient pas là pour nous mettre sous les yeux ces mille configurations de maxillaires, couronnés si diversement par les dents les plus bizarres et les plus monstrueuses, nous pourrions nous livrer à la description la plus minutieuse de ces différentes formes pathologiques, provenant, soit de l'hypertrophie, soit de l'atrophie, complètes ou incomplètes.

Mais il nous suffira d'avoir énoncé quelques principes nécessaires pour faire comprendre quel grand rôle joue l'hérédité en matière de pathologie odontologique.

Il nous resterait à dire un dernier mot sur certaines dispositions physiques, plus ou moins nombreuses, plus ou moins variées, qu'on ne peut considérer ni comme purement normales, ni comme purement pathologiques, et que nous classerions volontiers dans la catégorie intermédiaire entre les dispositions physiques normales et les dispositions physiques pathologiques.

Ces dispositions physiques intermédiaires

peuvent être appelées dispositions physiques exagérées.

C'est dans cette classe qu'on pourra comprendre et coordonner ces formes bizarres d'os maxillaires supérieurs et inférieurs, offrant des dents le plus extraordinairement plantées et configurées.

II

CARIE.

A. — De la carie dentaire appréciée dans ses causes diverses.

Le travail de la carie dentaire a, cela est incontestable, une cause chimico-mécanique ; mais cette cause n'est pas unique, et ce serait pousser l'exclusivisme jusqu'à l'absurde que de n'en pas admettre d'autres.

Nous remarquons, en effet, que les dents artificielles se gâtent tout aussi radicalement et un peu de la même façon que les dents naturelles ; et cette décomposition dans la bouche d'une ma-

tière étrangère à l'économie animale est bien
la preuve de cette détérioration à la fois chimique et mécanique dont nous parlons; mais ce
n'est pas la preuve sans réplique de l'absence
de toute autre cause de décomposition.

On a vu, au commencement de ce travail,
qu'il résulte de la texture intime du tissu dentaire que ce tissu n'est pas un composé entière-
ment inorganique; au contraire, loin d'être
indifférent aux influences et aux variations de
l'organisme, ce tissu participe à tout ce qui
l'affecte, et subit la répercussion des mouvements qui l'agitent. Nous n'en citerons qu'un
exemple.

Quand on soumet, comme l'ont fait Duhamel
et Flourens, certains animaux à une alimentation mêlée de garance, on voit se colorer la
partie éburnée des dents aussi bien que les os
de la charpente intérieure. Les os se nourrissent
de l'extérieur à l'intérieur : aussi leurs couches
extérieures se trouvent-elles être les premières
à se colorer, tandis que pour les dents c'est le
phénomène inverse; ce sont les couches internes,
c'est-à-dire les premières formées, qui se colorent
en rouge pendant la durée de l'alimentation.

Soit dit en passant, cette différence de situation dans la manifestation de la matière colorante prouve deux choses : d'abord, que le tissu de la dent ne s'est pas coloré par imbibition, ce que l'on n'eût pas manqué de penser, si c'eût été à sa couche extérieure, directement en rapport avec le bol alimentaire, qu'on eût observé la coloration ; et ensuite, qu'il se fait un véritable mouvement ou circulation de liquide à travers les canaux déliés du tissu insensible des dents.

Revenons à l'interprétation de l'expérience de ces deux physiologistes.

Autant qu'un fait peut servir de démonstration, celui-là a une importance telle en physiologie expérimentale, qu'il nous permet de récuser une cause de mécanique ou de chimie pure comme déterminante de la carie ; car, si la garance, grâce à sa couleur spéciale, non-seulement trahit sa présence dans le tissu dentaire, mais encore dévoile aux yeux une marche régulière dans l'organisation de ce même tissu, pourquoi ne pas admettre un principe autre que cette garance, un virus par exemple?

Ce virus, quel qu'il soit, tout en se comportant à la manière d'un corps étranger, ne peut-il pas posséder la triste propriété de contrarier le tissu dentaire dans son travail moléculaire?

En médecine, comme dans toutes les sciences fondées sur l'observation, il est à peu près impossible d'arriver d'emblée à la connaissance des lois et des principes sans partir d'une hypothèse préalable. Or, une hypothèse, même visiblement gratuite, trouve toujours sa raison d'être dans l'esprit de l'observateur, qui, lui, ne doit se servir de cette hypothèse qu'à la condition de ne se laisser jamais dominer par elle. Il est bien entendu, d'ailleurs, quand on part d'une hypothèse, qu'on ne se croit absolument ni dans le vrai ni dans le faux, mais seulement en face d'un problème à données incomplètes dont on espère trouver la solution plausible.

On a dit qu'il fallait, même en chansons, du bon sens et de l'art; en matière d'hypothèse, on peut affirmer de même que les formes du raisonnement et les méthodes diverses d'expérimentation doivent passer avant toute préoccupation du dedans ou du dehors, et que la supposition elle-même, soit dans sa forme, soit dans son sens intime, ne doit révolter ni le bon sens, ni le goût, ni l'expérience. C'est ainsi qu'à supposer même qu'on eût démontré que tous les cas de carie dentaire se justifient par la présence d'un pertuis existant en un point quelconque d'une dent, il n'en resterait pas moins un doute sérieux pour certains cas, exceptionnels tant qu'on voudra, où il serait impossible d'établir que ce pertuis existe.

La conséquence logique de ce doute sera toute au profit de la science, car l'observateur sera, de toute nécessité, conduit à conclure qu'il y a un autre principe de destruction, ou du moins que le principe destructeur, s'il est un, a plusieurs moyens à sa disposition. Qu'on nous permette de mentionner à l'appui de nos paroles un fait d'expérience tout personnel.

Nous avons observé récemment un cas d'exostose syphilitique à la racine d'une *dent cariée*. Si cette grosseur éburnée, observée à la racine de cette dent, n'était pas en réalité l'effet d'une cause syphilitique, il ne nous en restera pas moins pour toujours dans l'esprit un doute profond à l'endroit de cette cause, l'individu soumis à notre investigation étant affecté en plusieurs points du corps, et de la face surtout, d'exostoses vraiment syphilitiques. Opposer à toute observation de faits pathologiques de ce genre l'âge, le sexe, la profession ou la condition morale des individus, serait un *non-sens* au premier chef, chacun sachant bien qu'il n'y a rien de plus héréditaire que la syphilis.

Indépendamment de toutes les causes spécifiques, il faut donc, avant tout, bien tenir compte des circonstances dites prédisposantes, inhérentes tant au tissu dentaire lui-même qu'à la manière d'être des dents, les unes par rapport aux autres.

Le tissu dentaire peut varier dans les proportions de ses éléments constitutifs d'après l'idiosyncrasie de chaque personne. Et c'est ici, précisément, que l'hérédité, dans l'acception la plus large du mot, vient jouer son rôle, soit pour conserver, soit pour détruire.

La forme des dents, leur arrangement et leurs lésions peuvent également être considérés comme des circonstances prédisposantes d'une destruction prochaine.

Ainsi, des sillons plus ou moins profonds fournissent une retraite à des débris d'aliments qui finissent à la longue par se putréfier : ainsi, des dents placées sans ordre les unes contre les autres offrent de véritables puits aux matières chimiques qui y fermentent et s'y décomposent; ainsi, des cavités résultant de lésions traumatiques, non-seulement retiennent les matières nuisibles, mais encore leur livrent le tissu de la dent privée de sa défense naturelle, c'est-à-dire de son émail.

B. — Comment il convient de comprendre ce terme de carie appliqué à la pathologie dentaire.

Tant qu'une science n'en est encore qu'aux éléments, à la partie rudimentaire, au sortir du berceau, si l'on aime mieux, les termes qu'on y emploie se ressentent du vague et de l'incertitude, de l'obscurité et du défaut de preuves qui règnent dans l'ensemble des notions déjà acquises. Si c'est de sciences naturelles surtout qu'il s'agit, cette absence de clarté dans les termes se complique de la faiblesse même des moyens d'observation mis en œuvre et de la portée visuelle du regard que l'intelligence a dirigé sur tel ou tel phénomène. On peut idéaliser autant qu'on le voudra la faculté d'observation, la supposer aussi énergique, aussi complexe que possible ; elle n'en est pas moins essentiellement subordonnée à la propre organisation de l'observateur d'abord, puis aux propriétés ou aux transformations que peut subir l'objet sur lequel elle s'exerce. Ce n'est qu'à la longue que le langage scientifique, s'élargissant et se fixant, devient comme le miroir fidèle où nous pouvons contempler les progrès de nos études et les conquêtes de notre esprit.

Des maladies dont l'existence remonte certainement à la formation des premières sociétés furent dénommées d'après leur plus ou moins grande analogie soit avec les objets, soit avec les êtres déjà connus, analogies et dénominations très fausses, il est vrai, ou plutôt très inexactes, eu égard à l'état actuel de la science, mais qui, à cette époque, pouvaient suffire à indiquer un état pathologique nouvellement observé.

Les anciens qui, à certains points de vue et spécialement pour certains faits, étaient meilleurs observateurs que nous, parce qu'ils observaient directement et sans assistance d'instruments, n'arrivèrent que progressivement à tirer un profit sérieux de leurs recherches. Mais leurs habitudes d'assimilation expliquent comment et pourquoi le fond même de leurs pensées se dégage des imperfections de langage que la science moderne leur reproche, et qui, parfois, ne sont que des colorations poétiques et ingénieuses d'un fait mathématique et radical. Ainsi, ils avaient nommé Καρχίνος (*crabe*) la redoutable affection dont la physionomie et les symptômes, la configuration et les allures rappellent jusqu'à un certain point l'animal qui leur avait servi de terme de comparaison. Les veines dilatées et les vaisseaux engorgés qui s'écartent en rayonnant du centre d'une tumeur cancéreuse sont, en effet, assez comparables aux pattes d'un crabe; mais ce qui surtout avait contribué à l'application de ce nom (adopté par la médecine moderne), c'était la disparition des tissus qu'on eût pu croire rongés par un crabe, par un *cancre*, comme disent encore certaines de nos populations. Laissant de côté cette assimilation des anciens dans ce qu'elle a de fantaisiste, n'est-il pas vrai pourtant qu'un cancer dans ses développements, et surtout dans ses affreux résultats, rappelle l'idée d'un être se substituant à un autre, l'absorbant, le dévorant avec une insurmontable et foudroyante rapidité?

6

Eh bien ! cette assimilation, en dépit de ce qu'elle contenait de prétentieux et d'erroné, n'en a pas moins marqué dans l'histoire du cancer le point de départ d'une ère nouvelle. Les premiers médecins qui proclamèrent que l'ulcération est le caractère dominant du cancer, durent forcément ranger dans la catégorie des affections de cette nature certaines autres affections d'une nature différente et plus bénigne, telles que l'herpès, les ulcères, les aphthes, etc. Ce que nous disons à propos du *cancer*, nous pourrions l'appliquer à une foule d'autres dénominations scientifiques, aujourd'hui complétement abandonnées, où prises dans une acception toute différente.

Citons encore un exemple. Le mot *obstruction* ne sert plus, à l'heure qu'il est, à dénommer une maladie particulière (l'obstruction ayant été reconnue n'être qu'un simple phénomène commun à un plus ou moins grand nombre d'états organopathiques), et l'on remplace volontiers ce mot par celui d'*engorgement* : on dit ainsi, *les engorgements chroniques du foie et de la rate.*

Mais revenons à la carie dentaire.

Le terme générique de *carie* fut employé d'abord pour caractériser un état pathologique des os; mais, comme il arrive toujours, on fut obligé de faire usage des épithètes de *sèche* et d'*humide* pour désigner deux aspects physiques de cette affection. Plus tard, le mot de carie humide fut seul conservé par la science pour désigner la carie proprement dite, et celui de carie sèche remplacé par la dénomination plus accentuée de *nécrose*, accompagnée de la désignation de la partie où cette nécrose s'est manifestée. Les médecins, au reste, n'ont pas seuls, dans leur langue, l'emploi du mot *carie;* on sait que les botanistes ont classé sous ce terme certaines dispositions maladives des graines et du tissu des plantes.

Tant que les dents furent considérées comme des os véritables, le mot *carie* s'appliqua indistinctement, c'est-à-dire confusément, à toutes les descriptions des maladies du tissu osseux aussi bien que des dents. Aujourd'hui que l'existence spéciale de cette *carie dentaire* est nettement définie, soit qu'on l'attribue à un agent chimique ou organique, ou chimique et organique tout ensemble, soit à l'hérédité, soit

à toute autre influence, il n'en est pas moins
vrai que l'adoption du terme générique ne saurait, comme autrefois, arrêter les progrès ulté-
rieurs des études qui lui seront consacrées, ces
études allant maintenant du *fait* au *mot*.

C. — De l'état de gestation au point de vue de la destructibilité des dents.

L'état de gestation a paru à beaucoup d'observateurs susceptible de produire la carie des
dents ; mais entendent-ils par là que la grossesse est la cause directe (ce qui ne nous paraît
pas probable), ou seulement la cause occasionnelle de cette carie?

Un grand nombre de femmes, après plusieurs grossesses, conservent leurs dents in-
tactes ; tandis que d'autres, pour n'avoir été
grosses qu'une seule fois, ont les dents presque
complétement détruites.

Ce phénomène exige de notre part un
examen attentif.

Tous les praticiens savent combien l'état de
grossesse produit de modifications diverses dans

l'organisme des femmes, soit à leur avantage, soit à leur désavantage.

Pour ne pas entrer dans de trop grands détails, ce qui nous écarterait de notre sujet, nous nous contenterons de rappeler très succinctement les modifications organiques et fonctionnelles de cette période de la vie des femmes, en faisant toutefois abstraction des changements qui surviennent dans les organes propres à la génération.

La digestion, dans l'état de grossesse, se trouve ou excitée, ou diminuée, ou troublée, ou pervertie. Il va sans dire que la nutrition, à son tour, se ressent de ces différentes oscillations.

Les sécrétions, en général, subissent de notables modifications et dans leur quantité et dans leur qualité, la salive et l'urine surtout.

On observe des troubles dans la circulation, roubles rendus manifestes par les gonflementst de totalité et l'apparition des varices aux membres inférieurs ; mais surtout, ce qui est bien digne de remarque, c'est l'appauvrissement du sang dans son élément essentiel : *les globules diminuent !*

Quant à l'innervation, sa perversion va quelquefois jusqu'à revêtir le caractère de la folie la plus complète.

Cependant les troubles nerveux le plus généralement observés peuvent être rangés, soit parmi les névralgies, soit parmi les névroses.

Les névralgies, siégeant dans l'universalité de l'appareil dentaire, sont malheureusement assez fréquentes.

Il résulte de ce court exposé qu'à l'avenir, tout médecin, autant par devoir que par amour de la science, devrait être tenu de bien examiner la dentition des femmes grosses.

Ici se présente naturellement à l'esprit un double examen portant, ou sur la négligence que certaines femmes grosses apportent à l'hygiène de leur corps, ou s'élevant jusqu'à cette grande loi générale de l'hérédité qui préside éternellement à la reproduction des êtres.

Il est notoire que nous héritons des mauvaises dispositions de nos parents, et cette hérédité, dans ses mille manifestations, affecte parfois une désespérante régularité. Ainsi, arrive-t-il qu'à trente-cinq ou quarante ans, un père et une mère sont envahis par un vice organique quelconque? Leurs enfants nés avant cet envahissement pourront jouir d'une jeunesse florissante ; mais lorsqu'ils auront atteint l'âge où leurs auteurs avaient été frappés de ce vice organique, on les en verra frappés à leur tour.

Nous comprenons que, de cette manière, la gestation puisse devenir une cause occasionnelle et nombreuse d'états organopathiques héréditaires.

Une femme dont la dentition vient à se gâter pendant une grossesse, peut tenir de sa mère cette triste disposition, et alors, quoi que vous fassiez, vous n'empêcherez pas les désordres de se produire.

En face d'une circonstance semblable, si, après mûr examen, il devenait tout à fait impossible de rattacher ces désordres à l'hérédité, quel qu'en fût le degré, il faudrait rechercher soigneusement toutes les causes morbides générales qui ont pu produire un tel désordre.

D. — De la difficulté d'apprécier les faits en médecine.

L'examen d'appréciation de l'état de gestation comme cause de la carie dentaire, auquel

noùs venons de nous livrer, noùs conduit tout
naturellement à démontrer combien il est difficile, dans les sciences d'observation, et surtout
en médecine, de pouvoir donner à un *fait* toute
sa valeur et rien que sa valeur.

Les faits, en médecine, sont ce qu'il y a de
plus difficile à apprécier, tant en eux-mêmes
que par rapport aux circonstances qui les ac-
compagnent. Pour mieux faire comprendre
cette vérité, citons tout de suite un exemple :

Le tempérament lymphatique est celui où
la peau est fine, blanche, où le tissu cellulaire
a une tendance, sous les moindres influences, à
s'œdématier et à s'infiltrer. Dans ce genre de
tempérament, les ganglions lymphatiques sont
sujets aux engorgements, ou aigus ou chroniques. Le plus ordinairement, ce sont les ganglions qui nous servent comme de signe patho-
gnomonique; et cependant, remarquons bien
que, lorsque ces ganglions sont engorgés, il y a
déjà assez longtemps que la cause morbide
générale est en activité, observation clinique
sur laquelle ne peut s'élever le moindre doute.

Cependant, au sujet de ce fait des ganglions,
surgissent deux interprétations.

Certains, et c'est le plus grand nombre, admettent que les ganglions engorgés ne sont qu'une des manifestations de la cause générale ;

D'autres, au contraire, prétendent que l'état général peut être la conséquence d'un état local ; en d'autres termes, que les ganglions s'engorgeant sous l'influence de circonstances diverses, peuvent amener l'organisme au point de devenir précisément lymphatique.

De cette seconde manière de voir il résulterait que le tempérament lymphatique pourrait, en quelque sorte, s'inoculer à la façon d'un virus.

Il est certain que le système lymphatique, qui est l'ensemble des organes concourant à la formation ou à la circulation de la lymphe, est extrêmement développé, et qu'aucun vaisseau lymphatique n'arrive au canal thoracique sans avoir passé préalablement par un ganglion ayant toujours dans son organisation des vaisseaux afférents et des vaisseaux efférents ; et que tous ces vaisseaux lymphatiques, sans exception, aboutissent, en deux endroits du système veineux, dans les deux veines sous-clavières, par deux troncs : le canal thoracique recevant les lymphatiques de l'abdomen, des membres inférieurs, du côté gauche de la poitrine et du côté correspondant de la tête et du cou; et le canal lymphatique droit ou grand vaisseau, recevant les lymphatiques du membre thoracique droit, du côté droit de la tête et du cou, ainsi que du côté droit de la poitrine. C'est grâce à cet arrangement si admirable pour la rapidité des communications de l'extérieur à l'intérieur, qu'il est permis, jusqu'à un certain point, de soutenir raisonnablement l'opinion de la généralisation par une lésion locale ; mais cette disposition anatomique, toute merveilleuse qu'elle est, ne saurait faire naître dans l'esprit une conviction inébranlable.

Examinons cependant.

Supposons qu'une cause mécanique vienne engorger les ganglions de ce grand système, au cou, par exemple, ce qui est très fréquent chez les enfants. Ces ganglions pourront alors devenir malades de la même façon que sous l'influence d'une cause générale ; mais cette maladie des ganglions ne sera pas forcément accompagnée des autres symptômes que l'on observe dans le tempérament lymphatique.

La cause productrice de l'engorgement venant à cesser, l'engorgement ne tardera pas à cesser lui-même plus ou moins promptement, suivant la lésion locale.

Mais pendant la durée de cet engorgement local, si d'autres caractères propres au tempérament lymphatique venaient à se manifester, il faudrait en conclure, non que la surabondance lymphatique aurait été produite par une cause purement locale, mais bien que l'organisme étant sous le coup d'un développement lymphatique, une cause mécanique serait venue faire éclater avant le temps voulu la manifestation ganglionnaire.

A ces grands systèmes de l'organisation humaine se rattachent d'autres systèmes, qui, pour être beaucoup plus restreints, ne manquent pas cependant de prendre part au mouvement général : ainsi le système épidermique, ainsi le système pileux, ainsi le système dentaire surtout, unique dans son genre et sans analogue dans l'économie animale. Qui sait si les acides mis en contact avec les dents ne jouent pas le même rôle, sous le point de vue de leur destruction, que cette cause locale dont nous ve-

nons de parler à propos du tempérament lymphatique?

Un fait, a dit quelque part M. Velpeau, est
comme un chiffre, qui porte avec lui sa signification propre : inerte de sa nature, il semble
qu'une fois constaté, rien ne puisse en altérer
la valeur. Tous nos raisonnements reposent sur
des faits. C'est en les invoquant qu'on éclaire
la nature, les causes, la marche, les dangers,
la thérapeutique des maladies ; personne ne fait
un pas dans l'art de guérir sans les appeler à
son secours. Il n'est pas un médecin qui, même
à son insu, n'en fasse la loi de ses actions. L'esprit
ne peut travailler que sur eux. Base naturelle
de toutes nos déterminations, ils sont indis-
pensables à la solution de tous les problèmes.
Qui croirait cependant que ces mêmes faits sont
la source de toutes nos erreurs? On a dit que
rien n'était brutal, — en science il faut dire que
rien n'est menteur, — comme un fait.

III

INFLAMMATION.

Action des divers degrés de l'inflammation sur les dents.

L'inflammation est ce phénomène morbide complexe, qui se rattache particulièrement à la fonction de circulation, et qui est surtout une modification de la circulation des capillaires d'un ou de plusieurs organes, ou d'une partie d'un organe.

Les causes directes de l'inflammation sont encore très peu connues; quant aux causes indirectes, elles sont devenues banales : refroidissement brusque, contusions, blessures, agents chimiques, virus, venins, etc.

La muqueuse buccale est de toutes les muqueuses de l'économie celle qui est le plus souvent envahie par les affections inflammatoires. Rien d'étonnant à cela, quand on se reporte à la constitution anatomique de la bouche et à son rôle physiologique si complexe.

Aussi l'inflammation joue-t-elle un très grand rôle dans l'histoire des maladies, de nature si variée, observées jusqu'à présent dans les différentes régions de la bouche.

Toutes ces maladies, qu'il est inutile d'énumérer ici, finissent, quand elles prennent de l'extension, ou par ébranler les dents, ou par les attaquer dans leur structure intime, ou enfin par les expulser de leur alvéole. Toutefois, nous devons faire une exception en faveur de l'inflammation simple, décrite dans les auteurs sous la dénomination de *stomatite érythémateuse générale*, qui ne s'observe franchement que pendant le travail de la dentition : cette inflammation est plutôt un phénomène physiologique.

Recherchons si l'inflammation, avec toutes

ses formes si multiples, peut être rangée dans le chapitre des causes générales de la destruction des dents.

Les affections inflammatoires, dont les fâcheux effets se traduisent souvent par la désorganisation du tissu dentaire, affectent ordinairement deux siéges de prédilection, la *muqueuse* et les *bulbes*.

Toutes les inflammations de la muqueuse envahissant les gencives réagissent ainsi directement sur la totalité des dents et ont une tendance irrésistible à les expulser de leur alvéole, si l'art n'y intervient à propos; et toutes les inflammations reconnaissant, au contraire, les bulbes comme point de départ, ont la triste prérogative de détruire chaque dent séparément et sur place, phénomène qui se conçoit aisément.

Par suite d'une inflammation aiguë des gencives, les dents, sans perdre en apparence leurs qualités physiques, abandonnent leur alvéole avec la plus grande facilité. Dans le cas, au contraire, où cette inflammation a sévi contre le bulbe, la dentine se ramollit jusqu'à la couche de l'émail, qui, sous l'influence d'un simple effort de mastication, finit par se briser à la manière d'une légère coquille. Dans ce cas, la couronne disparaît en partie ou en totalité, et la racine persiste presque toujours avec une désolante ténacité.

Il est un fait, dans l'histoire des dents, sur lequel règne, ce nous semble, le plus fâcheux silence : c'est leur facilité, à l'état sain, à se laisser ébranler en tous sens dans leur cavité alvéolaire. Par suite, en effet, d'un choc extérieur ou de la dureté imprévue d'une substance alimentaire, les dents cèdent précisément dans le sens de la violence, mais de façon à ne pas se laisser briser.

De cette disposition physiologique découle nécessairement le fait pathologique suivant :

Lorsque la membrane alvéolo-dentaire s'enflamme, elle s'épaissit et repousse la dent hors de sa cavité naturelle d'une longueur proportionnée à son épaississement. C'est de là que naît cette singulière sensation de l'*allongement des dents*, sensation rendue si manifeste par le rapprochement répété et involontaire des deux mâchoires l'une contre l'autre : on semble alors chercher à se livrer à l'acte de la mastication comme pour s'assurer qu'on a bien ses dents.

Cet allongement est quelquefois accompagné de très grandes douleurs, et peut à lui seul constituer toute la maladie. Traitée à temps et par des moyens appropriés, l'inflammation cesse et l'allongement disparaît ; mais si, malgré toutes les ressources de l'art, l'acuité persiste, la suppuration devient imminente et la chute des dents presque inévitable.

TROISIÈME PARTIE.

CLINIQUE.

1

PRINCIPE NOUVEAU

POUR

LA SOLUTION DE QUELQUES PROBLÈMES D'ANATOMIE NORMALE

ET D'ANATOMIE PATHOLOGIQUE DU TISSU DENTAIRE.

Nous avons cru ne pouvoir mieux terminer notre étude sur ce que nous croyons être les causes générales de la destruction des dents, qu'en exposant un principe dont nous devons la révélation à l'examen attentif d'une anomalie à physionomie toute particulière.

Avant d'entrer en matière, nous croyons utile toutefois de rappeler et de définir certaines dénominations d'anomalies usitées dans les auteurs.

Les principales anomalies sont, comme on sait :

L'*inversion*,
La *transposition*,
La *substitution*,
La *superfétation*.

1° L'*inversion* est le changement de l'ordre dans lequel les organes sont ordinairement rangés, ou plus implicitement, le changement de l'ordre régulier. Ainsi, l'inversion splanchnique est l'anomalie dans laquelle des viscères sont déviés de leur position normale et placés en sens opposé. Chose véritablement digne de remarque, l'inversion splanchnique n'a encore été constatée que chez l'homme. Au Muséum du Jardin des plantes de Paris, il existe une très belle préparation de cette inversion spéciale.

2° Dans l'anomalie *transposition*, les organes ne respectent ni leur position, ni leurs rapports normaux. La transposition est un véritable désordre, absolument comme dans un livre où il faudrait aller chercher au loin la page devant faire suite à celle qu'on a sous les yeux.

3° Il faut bien s'entendre sur le sens à donner

à l'anomalie appelée *substitution*. En tant que génération, la substitution, c'est l'ensemble des conditions dans lesquelles a lieu la genèse d'éléments anatomiques succédant aux éléments qui préexistaient, mais qui se sont liquéfiés préalablement, en sorte qu'ils se substituent à ceux-ci, c'est-à-dire qu'ils prennent leur place. En pathologie, au contraire, ce mot de *substitution* devient parfaitement inexact; il faut le remplacer par celui de transformation ou métamorphose. Les éléments pathologiques, en effet, se substituent aux éléments normaux, au fur et à mesure de leur disparition. Le terme de *substitution graisseuse* doit être remplacé par celui de *transformation graisseuse*. Un muscle se transforme par l'atrophie de sa partie rouge et par l'hypertrophie, pour ainsi parler, de sa partie graisseuse ; mais sa partie rouge ne passe pas directement à l'état de graisse. *Substitution*, dans le sens d'anomalie, signifie l'acte d'un organe qui a pris la place d'un autre, cet organe lui-même étant absent. S'il n'en était pas ainsi, *substitution* deviendrait synonyme d'*inversion* et de *transposition*, ce qui manquerait au moins de logique et de grammaire.

4° Enfin la *superfétation*, ainsi que l'indique son étymologie, a voulu dire, dans l'origine, la conception d'un fœtus, lorsqu'il y en avait déjà un de conçu dans la matrice. Cette signification, généralisée depuis, s'applique aussi bien aux organes qu'aux produits de leur conception.

En résumé :

L'*inversion* est un changement d'ordre, mais un changement *régulier*.

La *transposition* est un changement d'ordre, mais avec *confusion*.

La *substitution* exige toujours l'*absence* totale d'un organe.

La *superfétation* entraîne nécessairement l'idée de *surcroît*.

II

OBSERVATIONS

A PROPOS D'UNE ANOMALIE DENTAIRE.

Il s'agit d'un enfant du sexe féminin, âgé de dix ans, d'un tempérament lymphatique, d'une conformation générale excessivement régulière, et cependant présentant aux dents de la mâchoire supérieure un vice flagrant.

Pour procéder avec méthode, énonçons d'abord ce que nous rencontrons de chaque côté de la ligne médiane, prise comme point de départ.

A gauche de la ligne médiane jusqu'à la première petite molaire :

1° Une incisive normale ;

2° Une dent étroite, ayant l'aspect d'une canine ;

3° Une dent étroite, ayant l'aspect d'une incisive ;

4° Enfin, la canine normale.

A droite de la ligne médiane jusqu'à la première petite molaire :

1° Une incisive très large ;
2° Un espace étroit ;
3° La canine normale.,

L'incisive et l'espace du côté droit occupent une étendue égale à celle occupée par l'incisive du côté gauche et les deux petites dents étroites.

Notre description offre d'autant plus d'intérêt, que nous avons eu le bonheur de pouvoir la compléter par une anatomie pathologique aussi scrupuleuse que possible.

En effet, un dentiste, consulté par les parents de cette enfant, conseilla et pratiqua lui-même l'extraction de la petite dent : circonstance impossible à prévoir, l'opérateur amena du même coup la petite dent contiguë ayant l'aspect d'une incisive.

Ces deux petites dents, distinctes par leur couronne, sont adhérentes dans toute la longueur de leur racine. Toutefois une très légère rainure semble dessiner et distinguer leur racine respective.

Elles ont chacune une conformation excessivement régulière : l'une représente une incisive, et l'autre une canine.

L'incisive offre une direction normale ; quant à la canine, sa face interne s'applique contre le bord de l'incisive, disposition qui lui donne une physionomie contournée.

Après un long et attentif examen, il m'a été de toute impossibilité de rattacher ce phénomène aux phénomènes d'inversion, de transposition, de substitution et de superfétation dont nous avons tout à l'heure déterminé le vrai sens ; car j'y ai découvert, au contraire, un ordre excessivement régulier, en comparant et dans leur ensemble et dans leurs détails les parties symétriques du côté gauche avec celles du côté droit de la mâchoire.

Établissons cette double symétrie pour en

chercher ensuite la véritable interprétation.

En temps que symétrie d'ensemble, nous trouvons :

1° Du côté gauche, une incisive *normale* ;

Du côté droit, une incisive *très large* ;

2° Du côté gauche, deux dents *étroites* occupant, à elles deux réunies, l'espace d'une incisive *normale* ;

Du côté droit, un espace *très étroit* ;

3° Du côté gauche, une canine *normale* ;

Du côté droit, une canine également *normale*.

En tant que symétrie de détails, une disposition anatomique, très essentielle à notre démonstration, nous frappe, et nous croyons par conséquent nécessaire de la bien mentionner. L'incisive du côté droit, qui est *très large*, offre à sa partie postérieure une *rainure longitudinale*.

Si cette rainure était assez prononcée pour diviser en deux parties distinctes la couronne de cette *très large incisive*, nous aurions de ce côté droit le même phénomène que du côté gauche de la ligne médiane, à savoir, deux petites dents adhérentes entre elles par la racine. Cette circonstance eût établi une similitude parfaite dans la symétrie.

En outre, il faut se souvenir que cette *très large incisive* occupe un espace beaucoup plus considérable que l'espace occupé par les deux petites dents adhérentes du côté gauche.

En comparant entre elles les différentes espèces de dents propres à la race humaine, nous avons été amené à considérer une de ces espèces comme *primitive*, tant par sa *forme* que par sa *structure intime*.

Par suite de ce travail comparatif, nous avons admis l'espèce *canine* comme espèce primitive, et pouvant, par conséquent, servir soit à composer, soit à décomposer les deux autres espèces. C'est ce que nous allons essayer de démontrer dans la suite de ce travail.

III

CONSIDÉRATIONS ANATOMIQUES.

Ainsi que nous venons de le dire, l'anatomie va nous aider à démontrer que la *canine* peut être prise pour point de départ de la formation des incisives et des molaires.

A. — La racine des dents canines est aplatie latéralement, et présente un *sillon vertical* dans le sens de sa longueur.

Ce sillon vertical, n'étant motivé par la présence d'aucun organe, prouve que cette *canine* est certainement composée de deux parties semblables entre elles ; et que chacune de ces parties prises séparément représente parfaitement la dent canine telle qu'elle existe dans la race humaine.

Ainsi, la dent canine, dent simple comparativement aux autres dents de l'homme, a besoin d'être étudiée chez une autre classe du règne animal pour être trouvée à son état tout à fait simple.

Mais cette digression nous écarterait trop de notre sujet.

B. — Un caractère des dents incisives, avant qu'elles soient usées par le frottement, c'est l'existence sur leur bord tranchant de *trois petites dentelures*.

La dentelure du milieu indique la juxtaposition des deux canines qui la composent ; et les deux autres dentelures appartiennent à chacune des deux canines, preuve de plus qu'une canine chez l'homme est formée de deux parties. Ces deux parties peuvent être, dans certains cas, très distinctes : ainsi la racine des incisives présente très souvent de chaque côté un petit sillon vertical, et quelquefois même leur sommet est bifide. Cet état bifide de la racine peut également s'observer à la couronne.

C. — Les molaires sont divisées en deux classes, d'après leur différence de volume et d'après le nombre des tubercules dont est armée leur surface triturante.

Cette division fondée sur le nombre des tubercules est loin d'être parfaitement exacte, puisqu'il est à remarquer, dans la première dentition, que toutes les molaires, indistinctement, sont multicuspidées.

D. — Chez les petites molaires, la racine est, en général, unique ; quelquefois elle est double ou bifide. Quand elle est simple, elle est sillonnée profondément dans le sens de sa longueur et sur les parties latérales de la dent. Est-il besoin d'ajouter que ces sillons indiquent quatre parties réunies ?

E. — La surface triturante des grosses molaires est armée de quatre tubercules que sépare un sillon crucial. Sur certaines dents on observe un *cinquième tubercule*. Sous le rapport de la couronne, les grosses molaires représentent deux petites molaires réunies, et quelquefois, dans le cas d'un cinquième tubercule, un peu plus que deux petites molaires. Plus tard, nous donnerons l'interprétation exacte de ce cinquième tubercule.

F. — La racine des grosses molaires est toujours multiple : elle est le plus souvent double ou triple, et, dans ce cas, l'une des racines offre un sillon longitudinal. Quelquefois elle est *quadruple* ou *quintuple*.

L'interprétation de la racine *quadruple* ou *quintuple* étant la même que celle du *cinquième tubercule* de la face triturante, nous la ferons connaître en temps et lieu.

Ces quelques considérations anatomiques posées, essayons de réduire en *canines* toutes nos dents, réduction qui nous permettra d'expliquer avec une facilité inouïe, non-seulement l'anomalie qui nous sert d'étude en ce moment, mais encore toutes celles qui ont été observées jusqu'à ce jour.

RÉDUCTION.

8 incisives équivalent à 16 *canines*.

8 petites molaires équivalent à 16 incisives ou à 32 *canines*.

12 grosses molaires équivalent à 24 petites molaires ou à 48 incisives, ou enfin à 96 *canines*.

Puis, en ajoutant les *quatre canines* normales à ces différents nombre de canines et en faisant la somme totale, nous trouvons :

Pour 8 incisives..................	16 canines.
— 8 petites molaires.........	32 —
— 12 grosses molaires.........	96 —
Canines normales.................	4 —
Total.........	148 canines

pour nos 32 dents.

Comme nous avons admis plus haut que la *canine* elle-même est composée de deux parties semblables entre elles, il suit nécessairement de là qu'il faut multiplier ce nombre 14 par 28, pour avoir le nombre de parties qui les constituent.

Ainsi le produit de cette multiplication, c'est-à-dire 296, représente ces parties constituantes.

Quant à l'interprétation de la racine *quadru-ple, ou quintuple*, et du *cinquième tubercule* de la face triturante, nous sommes maintenant en mesure de la donner. Et en effet, elle est on ne peut plus simple.

Une grosse molaire équivaut, avons-nous dit, à *huit canines*, ce qui revient à dire que dans sa couronne se trouvent contenues huit couronnes de canines, et dans sa racine huit racines de canines également contenues.

Si maintenant on tient compte de toutes les circonstances qui peuvent modifier les organes pendant leur développement, et surtout de cette vérité importante qu'une seule ou que plusieurs de ces parties ainsi réunies peuvent être ou développées incomplétement, ou hypertrophiées, ou atrophiées, on comprendra alors très aisément que ce *cinquième* tubercule et cette *cinquième* racine tiennent au développement anormal d'une des couronnes et d'une des racines de ces huit canines ; on s'expliquera aussi toutes les variétés, en *plus* et en *moins*, de tubercules et de racines qui pourront se présenter à l'observation.

IV

APPLICATION DES CONSIDÉRATIONS PRÉCÉDENTES

A L'ANOMALIE INDIQUÉE.

Pour appliquer le principe posé plus haut, il s'agit tout simplement de rechercher le compte des huit canines qui doivent être contenues dans les incisives, ou présentes, ou absentes.

I. — Du côté gauche de la ligne médiane, nous avons une incisive normale contenant par conséquent :

Deux canines.

Du côté gauche encore, nous avons deux petites dents adhérentes par la racine, représentant :

Deux canines.

II. — Du côté droit de la ligne médiane, nous avons une incisive très large nous fournissant :

Deux canines.

Maintenant, faisant la somme totale de nos canines, nous n'en trouvons, il est vrai, que *six*.

Où chercher les deux complémentaires ?

On n'a pas oublié que, du côté droit de la ligne médiane, entre l'incisive *très large* et la canine normale, nous avons constaté *un espace* d'autant plus rétréci, que l'incisive unique, c'est-à-dire cette incisive *très large*, du même côté, a pris un développement plus que normal.

Cet espace rétréci tient lieu d'une incisive, dont l'absence nous éclaire suffisamment sur les

Deux canines

nécessaires pour compléter notre nombre recherché, c'est-à-dire, *huit*.

CONCLUSION.

Nous voici arrivé maintenant à l'interprétation de notre anomalie.

PREMIER PHÉNOMÈNE.

L'absence de cette incisive annonce :

Ou un *défaut total* du germe ;
Ou l'*atrophie* de ce même germe ;
Ou enfin son *évolution tardive*.

Ces trois circonstances pathologiques ont cours dans la science, et qu'il nous suffise seulement de les avoir énumérées, dans l'impossibilité absolue où nous sommes d'accorder la préférence à l'une d'entre elles, au détriment des deux autres.

SECOND PHÉNOMÈNE.

L'incisive *très large* est un cas sans réplique d'*hypertrophie*.

Si cette incisive s'est hypertrophiée, elle a bien plus obéi à une loi physiologique qu'à une loi pathologique.

TROISIÈME PHÉNOMÈNE.

. Quant aux deux petites dents adhérentes par leurs racines, ce sont bien les deux parties constituantes, ou, en d'autres termes, les *deux canines* nécessaires à la formation d'une *incisive*.

Dans ce troisième phénomène il faut reconnaître un *arrêt de développement*.

En décrivant ces deux petites dents, nous les avions considérées l'une comme une *incisive*, et l'autre comme une *canine*, moins pour établir leur propre nature que pour ne pas commettre un cercle vicieux, en nous appuyant sur un principe que nous voulions annoncer et dont nous cherchions la véritable démonstration.

FIN.

TABLE DES MATIÈRES

TABLE DES MATIÈRES.

TROISIÈME PARTIE.

CLINIQUE.

FIN DE LA TABLE DES MATIÈRES.

Paris. — Imprimerie de L. MARTINET, rue Mignon, 2.

PARIS. — IMPRIMERIE DE L. MARTINET,

RUE MIGNON, 2.

www.ingramcontent.com/pod-product-compliance
Ingram Content Group UK Ltd.
Pitfield, Milton Keynes, MK11 3LW, UK
UKHW021209220726
13924UKWH00003B/1411